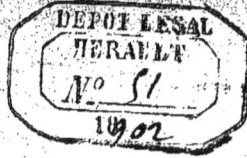

DES

PLAIES DE L'ESTOMAC

PAR ARMES BLANCHES

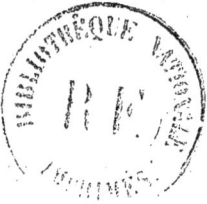

PAR

Ch. BRIANES

DOCTEUR EN MÉDECINE

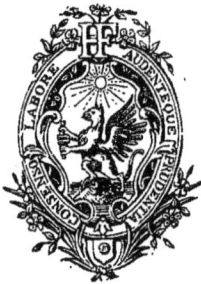

MONTPELLIER

IMPRIMERIE CENTRALE DU MIDI

(Hamelin Frères)

—

1902

DES

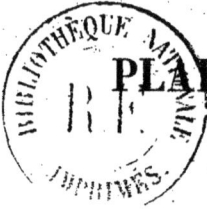

PLAIES DE L'ESTOMAC

PAR ARMES BLANCHES

DES

PLAIES DE L'ESTOMAC

PAR ARMES BLANCHES

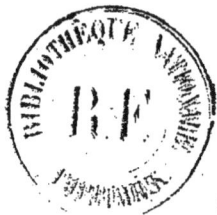

PAR

Ch. BRIANES

DOCTEUR EN MÉDECINE

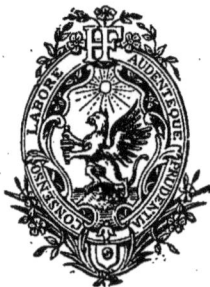

MONTPELLIER
IMPRIMERIE CENTRALE DU MIDI
(Hamelin Frères)
—
1902

A LA MÉMOIRE DE MON PÈRE

A LA MÉMOIRE DE MA MÈRE

A MA SŒUR MADEMOISELLE M.-J. BRIANES

A MES FRÈRES

CH. BRIANES.

INTRODUCTION

Les plaies de l'estomac par armes blanches, sans être aussi fréquentes que celles de l'intestin, n'en ont pas moins un réel intérêt clinique et thérapeutique. Mais il y a peu de chose à ajouter à leur étude, faite en entier ces dernières années par les chirurgiens qui, grâce à l'asepsie et au perfectionnement de la technique opératoire viscérale, ont vu les lésions et les ont suturées. Nous avons eu l'occasion de voir, durant notre passage à l'internat de Cette, un blessé dont l'autopsie nous révéla une plaie de l'estomac. Dès ce moment, nous nous sommes intéressé à cette question et nous avons songé à en faire le sujet de notre thèse inaugurale.

Elle ne contient aucune observation personnelle ou inédite. C'est donc une simple revue générale qui n'a d'autre mérite que les recherches bibliographiques. Quelques mois nous seraient nécessaires pour les compléter et feuilleter les périodiques anglais, allemands et italiens. Malheureusement, obligé de terminer brusquement, nous avons dû solliciter de la bienveillance de notre président de thèse l'autorisation de présenter ce modeste mémoire tel qu'il est.

Ce travail est divisé en cinq chapitres :

CHAPITRE I. — Historique.
CHAPITRE II. — Etiologie.
CHAPITRE III. — Anatomie et Physiologie pathologiques.
CHAPITRE IV. — Symptômes et Diagnostic.
CHAPITRE V. — Pronostic et Traitement.

M. le profeeseur Forgue a bien voulu accepter la présidence de cette thèse : nous le remercions de l'honneur qu'il nous a fait.

Nous prions M. le doyen Mairet et M. le professeur Sarda d'agréer l'expression de notre profonde gratitude.

Nous devons aussi des remerciements à M. le professeur agrégé Jeanbrau, pour les conseils bienveillants et les encouragements précieux qu'il nous a prod'gués au cours de nos études. Nous ne saurions oublier les nombreuses marques de sympathie que M. le professeur agrégé Vires nous a témoignées et qui sont autant de garanties de notre reconnaissance.

DES

PLAIES DE L'ESTOMAC

PAR ARMES BLANCHES

CHAPITRE 1

HISTORIQUE

L'histoire des plaies perforantes de l'estomac par instruments tranchants (couteau, épée, sabre, etc.,) est intimement liée à l'histoire des plaies perforantes de l'abdomen. On peut la diviser en deux périodes : *la première période, préantiseptique et la deuxième ou période antiseptique.*

Dans la première période, c'est d'abord Hippocrate qui regarde les plaies de l'estomac et en général les plaies des viscères contenus dans la cavité abdominale comme funestes. Il note cependant que, « si la plaie est petite ou longitudinale, quelques-uns en réchappent. » Ses successeurs, Celse, Paul d'Egine et les médecins arabes conservent la tradition hippocratique. Parmi eux, Albucasis pratique la suture de l'estomac.

Lanfranc, « le père de la Chirurgie française », pratique lui aussi la suture, mais après avoir introduit dans l'intestin qu'il veut suturer (et cela afin de lui conserver son calibre) une trachée-artère d'animal.

Bertapaglia et Arcùlanus, de l'école de Florence, emploient des fils de soie ou de lin pour les sutures intestinales et des cordes de boyau pour celles de la paroi abdominale.

Guy de Chauliac recommande la diète absolue et les lavements répétés pour prévenir les inondations péritonéales.

Ambroise Paré imagine le bistouri boutonné avec lequel il débride les plaies et suture les lèvres de la plaie viscérale aux lèvres de la plaie pariétale « pour donner issue à la sanie ». Il prescrit la diète et proscrit le lavement.

Les chirurgiens du XVII⁵ et du XVIII⁵ siècles considèrent eux aussi les perforations abdominales comme très graves. La diète, le repos, les fomentations émollientes et parfois des vomitifs et des saignées comme dans le cas de Loubet que nous rapportons (A. Obs. XVI) constituent le traitement ; Dufouart écrit même en 1802 : « Les plaies de l'estomac sont au-dessus de toutes les ressources de l'art. »

Mais le XIX⁵ siècle, avec la connaissance plus exacte des lois physiques, l'expérimentation physiologique, fait faire à la chirurgie d'immenses progrès. Petit et Garengeot montrent quelles lois physiques président aux épanchements du sang et du contenu intestinal dans la cavité péritonéale. Jobert étudie l'occlusion des perforations et démontre que, seule, la séreuse prend part à la formation des adhérences. Enfin, l'emploi des anesthésiques et la découverte de l'antisepsie ouvrent *une ère nouvelle*.

Dans cette seconde période qui voit naître la laparotomie, deux partis se forment tout d'abord en France : *d'un côté*, les partisans de l'intervention hâtive, qui suivent Trélat et les chirurgiens anglais et américains, et posent, dès 1887, la question devant la Société de chirurgie, dont la majorité se range à leur avis, *et de l'autre*, ceux qui n'admettent pas sans réserves l'opinion de Trélat et qui font remarquer que souvent la guérison peut s'obtenir sans faire courir au malade les risques d'une opération des plus graves : ainsi, MM. Tillaux, Verneuil, Berger, Lucas-Championnière, Reclus. Depuis M. Berger, et à sa suite presque tous les abstentionnistes de la première heure, évoluèrent vers le camp adverse, en marquant d'une étape l'*interventionnisme éventuel*, qui fut considéré comme particulièrement favorable aux plaies de l'estomac.

CHAPITRE II

ÉTIOLOGIE

Dans les diverses statistiques générales des plaies perforantes de l'abdomen, on trouve une différence numérique très marquée entre les cas de plaies perforantes de l'estomac et ceux de plaies perforantes de l'intestin grêle. C'est ainsi que MM. Reclus et Noguès, dans la statistique parue dans la *Revue de chirurgie* de 1890, rapportant 484 cas de perforation du tube digestif sous-diaphragmatique, n'ont trouvé que 54 fois des perforations de l'estomac, tandis qu'ils eurent à noter 386 fois des perforations de l'intestin grêle. Si l'on tient compte toutefois de ce fait que les lésions de l'intestin grêle sont très souvent multiples, on doit reconnaître que les 54 lésions de l'estomac furent trouvées sur un total de 123 sujets.

Otis, dans sa statistique des plaies pénétrantes, avec lésions des organes abdominaux, durant la guerre de Sécession, trouve 65 plaies de l'intestin contre 79 plaies de l'estomac.

Si l'on compare les deux statistiques, on voit que, dans celle d'Otis, les plaies de l'estomac existaient dans 12 pour 100 des cas, tandis que, dans celle de MM. Reclus et Noguès, on arrivait à 14 pour 100. L'écart est sans nul doute dû à ce fait que, dans la statistique d'Otis, il s'agit de blessures de guerre, tandis que dans celle de Reclus il s'agit de plaies contractées dans la pratique civile ; et l'on conçoit très bien que ces dernières, tout en restant numériquement et toujours de beaucoup inférieures aux plaies de l'intestin, deviennent relativement plus fréquentes à cause du nombre de tentatives de suicides, où l'instrument qui devait frapper le cœur s'est dévié légèrement vers la partie supérieure de l'abdomen.

Mac Cormac, dans les 48 observations qu'il a réunies de plaies perforantes de l'abdomen, en note 18 par instruments tranchants et 30 par coup de feu.

M. Battreau, dans sa thèse des *plaies pénétrantes de l'estomac* (1899), note 90 observations par armes à feu et 46 par instruments piquants et tranchants.

M. Vuillet, dans sa thèse de Lausanne (1897), rapporte *102* observations de plaies pénétrantes de l'abdomen *par coups de feu* et *203 par instruments tranchants*. Il est, croyons-nous, facile d'expliquer cette supériorité numérique des plaies par instruments tranchants sur les plaies par coup de feu. M. Vuillet, en effet, a soigneusement relevé toutes les observations de plusieurs années dans les journaux médicaux italiens, et chacun sait que l'Italie fut toujours la terre classique du couteau. Sur ce nombre de *203* observations de plaies pénétrantes de l'abdomen par instruments tranchants, *34* fois nous avons trouvé des plaies pénétrantes de l'estomac et de la région stomacale, ce qui représente à peu près le 16 pour 100 des cas.

Enfin dans les 55 cas de perforation de l'estomac et de la région stomacale par instruments tranchants que nous avons réunis dans ce travail, nous avons rencontré parmi les causes directes : 41 fois le couteau en cause ; 3 fois l'épée ; 3 fois le sabre ; 2 fois des ciseaux ; enfin, un tesson de bouteille, des débris de syphon, un épieu taillé en large biseau, un tranchet et un instrument de sellier, chacun une fois. Enfin, 42 fois la blessure était due à un crime ; 2 fois au suicide, 3 fois à un accident ; dans 6 autres cas, la plaie résultait d'une blessure de guerre.

CHAPITRE III

ANATOMIE ET PHYSIOLOGIE PATHOLOGIQUES

Avant d'étudier les lésions anatomiques de l'estomac, dans les plaies pénétrantes qui font plus particulièrement le sujet de notre travail, et, pour mieux en faire saisir les plus fréquentes variétés, nous allons rapidement résumer les quelques notions d'anatomie indispensables au chirurgien.

Il convient d'envisager l'estomac :

1° Dans ses rapports avec la paroi thoraco-abdominale qui le cache et qui est traversée par l'instrument qui blessera l'estomac ;

2° Dans ses rapports avec les différents viscères qui l'environnent dans la cavité abdominale.

Nous devrons de plus, étant données les variations de forme et de volume que ses fonctions même font subir à cet organe, souligner les rapports spéciaux qu'il est susceptible d'affecter : à *l'état de distension* ; — à *l'état de vacuité*.

« Intermédiaire à l'œsophage et au duodénum, l'estomac est une vaste poche musculo-membraneuse ayant la forme d'une cornemuse, occupant à peu près exclusivement l'hypocondre gauche, et s'avançant par son extrémité pylorique jusqu'à l'épigastre. Il est donc situé non pas au-devant, mais en très grande partie sur le côté gauche de la colonne vertébrale. » (Tillaux.)

En projection sur la paroi thoraco-abdominale, l'estomac, à l'état de moyenne distension, est assez bien délimité par deux lignes transversales et parallèles : *l'une*, supérieure, passant par le bord supérieur des cinquièmes côtes au niveau de la ligne des cartilages ; *l'autre*, inférieure, passant par le rebord inférieur des fausses côtes au niveau du cartilage de la neuvième. Ainsi délimité, l'estomac est en rapport par sa face antérieure : 1° avec les attaches antérieures du diaphragme ; 2° avec la face inférieure du lobe gauche du foie ; 3° avec la face interne des cinquième, sixième, septième, huitième et neuvième côtes gauches et les espaces intercostaux correspondants ; 4° avec la paroi antérieure de l'abdomen.

Sédillot écrit qu'à l'état de vacuité « l'estomac se trouve enfoncé au-dessous et en arrière du diaphrame, caché et recouvert par le lobe gauche du foie, le côlon transverse, qui remonte jusqu'au diaphragme, une portion du grand épiploon et le rebord supérieur de la rate. » Il résulterait donc de cette description qu'aucune partie de la face antérieure de l'estomac ne répond directement à la paroi abdominale. La vérité est qu'une telle disposition se rencontre fréquemment aussi bien sur le vivant que sur le cadavre ; mais il faut admettre avec Labbé, qui (à l'occasion de l'extraction d'une fourchette qu'il pratiqua heureusement chez un jeune homme de dix-neuf ans) donna une description des rapports de l'estomac avec la paroi abdominale, que la face antérieure de l'estomac même vide, est toujours accessible directement, mais seulement dans un petit espace triangulaire dont la base regarde en bas et correspond à la grande courbure de l'estomac (ou, ce qui revient au même, à la ligne transversale reliant le cartilage des neuvièmes côtes) et dont les bords sont formés : à *droite*, par le lobe gauche du foie qui recouvre ainsi toute la portion droite de l'estomac, la petite courbure, le pylore et le cardia ; à *gauche*, par le rebord des fausses côtes gauches. C'est à partir de ce bord gauche de ce que l'on a appelé *le triangle de Labbé* que commencent les rapports de l'estomac avec la paroi

thoracique gauche : l'estomac répond là aux sixième, septième et huitième espaces intercostaux et aux digitations croi-
sées du muscle transverse et du diaphragme. C'est dans cette
région que se trouve l'espace de Traube correspondant à la
grosse tubérosité de l'estomac.

D'après Eichorts, l'espace de Traube s'étend des sixième
au septième cartilage costal et de la région de la pointe du
cœur à la ligne axillaire antérieure. Limité en bas par le
bord inférieur de la moitié gauche du thorax, il a la forme
d'un croissant et son bord supérieur, ordinairement convexe,
peut présenter quelquefois une légère concavité, car il dépend
essentiellement du trajet du bord inférieur du poumon
gauche, qui est sa limite supérieure. A lui correspond le cul-
de-sac pleural costo-diaphragmatique et derrière lui se trouve
la grosse tubérosité de l'estomac, et c'est ainsi que cette
région, normalement sonore, peut présenter de la matité
dans les cas de pleurésie gauche ou de forte distension
alimentaire de la grosse tubérosité. Dans le sinus costo-
diaphragmatique est logé le cul-de-sac pleural correspondant
et les plèvres restent accolées pendant l'expiration sur une
hauteur de 13 à 16 centimètres, d'après Cloquet et Malgaigne,
de 7 centimètres pour Sappey, en arrière. En avant la plèvre
descend jusqu'à la neuvième côte, le poumon s'arrêtant à la
septième ; d'où la possibilité de blessures de la plèvre avec
hémothorax ou pneumothorax sans lésion du poumon. Enfin,
l'inspiration, sollicitant par le vide qui se produit dans la
cage thoracique les organes abdominaux et l'air extérieur vers
la plèvre, on voit sans peine que les plaies pénétrantes de
cette région peuvent aisément se compliquer d'hémothorax,
de pneumothorax, de hernies diaphragmatiques et d'irruption
de matières alimentaires dans la plèvre.

Ainsi toute plaie pénétrante de la région épigastrique ou
de la paroi thoracique au niveau de l'espace de Traube doit

faire songer immédiatement à la possibilité d'une plaie de l'estomac et plus particulièrement de la grosse tubérosité. Mais parfois l'estomac est déplacé et dans les cas de gastroptose, l'estomac se trouvant considérablement agrandi et comme étiré, la grosse tubérosité ne correspond plus toujours à l'espace de Traube, mais peut descendre bien plus bas vers la région ombilicale ou même l'hypogastre. Enfin l'estomac peut aussi être réduit à un si minime volume que ses rapports sont infiniments moins étendus que ceux donnés plus haut.

Enfin nous avons déjà vu que que le lobe gauche du foie recouvre par sa face inférieure toute une portion de la face antérieure de l'estomac. La rate par sa face interne qui correspond à son hile vasculaire est légèrement excavée et cette concavité répond au fond de la grosse tubérosité de l'estomac, le rapport étant plus ou moins intime suivant l'état de vacuité ou de distension de l'estomac. Le colon transverse longe la grande courbure qu'il sépare de l'intestin grêle et à l'état de vacuité de l'estomac peut présenter des rapports beaucoup plus étendus avec cet organe. En arrière l'estomac répond à la colonne vertébrale, à l'aorte, à la veine cave inférieure, au pancréas, à la veine porte, au duodénum, aux vaisseaux mésentériques supérieurs, à l'artère splénique qui longe le bord supérieur du pancréas et se trouve ainsi en connexion très intime avec la paroi postérieure de l'estomac. Enfin de chaque côté nous signalerons encore les reins avec leur pédicule vasculaire et l'origine de l'uretère.

Ajoutons encore que l'estomac est entouré d'une ceinture artérielle très importante qui peut être la source d'hémorragies très abondantes. Du tronc cœliaque partent les artères coronaire, stomachique, splénique, hépatique qui par leurs ramifications et leurs anastomoses viennent former comme *un filet artériel* tout autour de ce ballon qu'est l'estomac. La

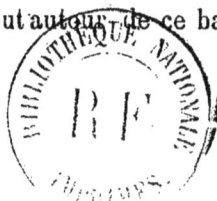

première longe la petite courbure ; la splénique, la face postérieure ; l'hépatique a son origine au voisinage du pylore ; et le
long de la grande courbure courent les gastro épiploïques.

Enfin, les pneumogastriques s'épanouissent sur les deux
faces de l'estomac : le droit en arrière, le gauche en avant.

Si dans les plaies perforantes par armes à feu, on trouve,
le plus souvent, l'estomac transpercé de part en part, le fait
est bien plus rare lorsque l'agent vulnérant est une arme
blanche, un couteau en particulier. En effet, dans notre statistique de cinquante-cinq cas de perforation de l'estomac,
une seule fois (Obs. D. III, Gulotta), trouvons-nous l'estomac
perforé de part en part et encore la blessure de la face postérieure ne pût-elle être reconnue qu'à l'autopsie : ainsi,
d'ailleurs, dans les trois autres cas que nous rapportons où
cette face fut lésée.

Si nous répartissons les nombreux cas que nous avons ras-
semblés suivant la zone de la paroi thoraco-abdominale affectée
dans la perforation, nous verrons que vingt-neuf fois l'arme
a atteint l'épigastre, dix-huit fois l'hypocondre gauche, deux
fois la région ombilicale, une fois le flanc ; quatre fois la région
n'était pas désignée (les statistiques qui nous donnaient les indications mentionnaient seulement la perforation de l'estomac).

La plaie de la paroi abdominale est le plus souvent directe,
c'est-à-dire constitue une ouverture à trajet très court, faisant
communiquer l'air extérieur avec les cavités thoracique ou
abdominale. Quelquefois (et le cas de Vincent (C-I) est intéressant à ce point de vue), au contraire, la lame du couteau
suit, dans l'épaisseur de la paroi, un trajet oblique avant
d'atteindre la cavité et de blesser les organes qu'elle contient,
formant ainsi une véritable poche qui, si l'on se contente de
sonder superficiellement et si l'état général du blessé semble
satisfaisant, peut être une cause funeste d'erreur.

Rarement, dans les plaies thoraciques, nous avons rencontré

une fracture de côte. Toutefois, nous en rapportons une (Obs.
A. II, Reclus) qui fut méconnue d'abord, et il nous souvient
d'en avoir personnellement observé une dans un cas de blessure du lobe droit du foie, que nous eûmes l'occasion de voir
durant notre internat à l'hôpital de Cette. Il faut attribuer
cette complication à la violence du coup porté par une main
experte.

En décrivant l'espace de Traube, nous avons assez longue-
ment insisté sur les rapports de la grosse tubérosité de l'estomac avec cette région. Nous avons montré que l'arme frappant
dans cette région pouvait produire, en lésant la plèvre, un
pneumo ou un hémothorax.

M. Auvray pense que dans les plaies de ce genre, où la
cavité thoracique et la cavité abdominale sont à la fois inté-
ressées, les lésions thoraciques sont loin d'avoir l'importance
des lésions abdominales. Pour lui, dans son observation (C-II),
un pneumothorax s'étant déclaré, il n'en tint aucun compte,
ce qui ne retarda point, dit-il, la guérison. Le bord inférieur
du poumon, étant une portion mince et très mobile de l'organe, n'affleure que la limite supérieure de l'espace de Traube
et rarement l'agent vulnérant l'intéresse. Aussi, le pneumo
ou l'hémothorax ne doivent-ils reconnaître pour cause, le plus
souvent, le premier, que la pénétration de l'air extérieur au
niveau de la plaie thoracique, le second, la blessure d'une
artère intercostale : lésion plus grave que la première.

M. Déjardin, de Liège, influencé par la discussion sur le
pneumothorax, qui a eu lieu, en 1901, à la Société de chirurgie de Paris, pense, au contraire, que cela peut être une
cause de mort et il attribue au pneumothorax celle de
l'enfant dont nous donnons l'observation (D-I) : dyspnée et
asphyxie.

Rarement, d'ailleurs, le cœur, le poumon, le péricarde sont
atteints et nous n'avons pu trouver un cas où une lésion
de ces organes coïncidât avec une lésion de l'estomac.

Souvent, au contraire, le foie, le colon transverse, les vaisseaux spléniques, la rate et parfois l'intestin grêle sont lésés, et plus d'une autopsie révéla des lésions méconnues de quelqu'un de ces organes.

Enfin, il est intéressant de s'arrêter un peu aux lésions des tuniques de l'estomac, car c'est sur l'évolution spontanée d'un grand nombre de blessures de l'intestin grêle vers la guérison, que M. Reclus avait fondé, en 1890, sa thèse de l'*Abstention* à laquelle, en janvier 1895, M. Berger devait substituer celle de l'*Intervention éventuelle.*

Une plaie de l'estomac, sans perte de substance, amène la rétraction inégale des différentes tuniques stomacales. Mais la muqueuse stomacale fait-elle hernie, y a-t-il un bouchon muqueux analogue à celui qui se forme à la suite d'une perfo- ration de l'intestin grêle ? C'est ainsi, en effet que M. Reclus, à la suite d'autopsies et d'expériences nombreuses, expliquait la guérison spontanée des perforations de l'intestin ? Nous l'ignorons encore, et ce qu'en écrit M. Reclus au sujet de l'estomac ne semble pas le faire supposer : « Sur l'estomac, l'absence de parallélisme des lèvres de la plaie, dû à l'ex- trême mobilité et à la rétraction inégale des tuniques di- verses, suffit parfois pour empêcher l'effusion dans le péri- toine ». D'ailleurs Chaput, Terrier et Parkes ont montré que la muqueuse, ainsi herniée, était éminemment septique et devait, par sa nature même, s'opposer à toute occlusion ou soudure du péritoine. Dès lors, il faut penser que les guéri- sons spontanées proviennent des adhérences que les lèvres de la plaie contractent avec une nappe épiploïque empruntée soit à un organe voisin, soit surtout au grand épiploon.

Malheureusement, cette oblitération spontanée ne s'effectue pas toujours, et c'est ainsi que, l'estomac déversant dans la cavité péritonéale son contenu, toujours septique, suivant la quantité du liquide répandu, on voit apparaître la péritonite circonscrite ou généralisée.

Si l'on ajoute à cela les hémorragies abondantes et souvent mortelles de la coronaire stomachique, par exemple, ou de quelqu'autre vaisseau, les hernies de l'épiploon ou de l'estomac lui-même à travers la plaie pariétale ou même à travers la plaie diaphragmatique (C.-I. Observ. de Déjardin), lorsque l'arme suit un trajet thoraco-abdominal, on aura un tableau succinct, mais à peu près complet des lésions anatomiques qu'une perforation de l'estomac, par instrument tranchant, peut produire.

CHAPITRE IV

SYMPTOMES ET DIAGNOSTIC

Il est un état particulier que l'on rencontre dans tous les cas de traumatisme violent, que celui-ci ait porté sur le crâne, le thorax, l'abdomen ou les membres et que l'on retrouve fréquemment dans les cas de perforations de l'estomac par instrument tranchant (résultat immédiat de la plaie), c'est le *schock*.

Schock. — La chute après le traumatisme, la perte de connaissance, la pâleur de la face, une sueur froide générale, l'inertie, l'insensibilité et l'indifférence à tout ce qui se fait ou se dit, une petitesse souvent extrême du pouls allant de pair avec de la rapidité et de l'irrégularité, une résolution à peu près complète de tout le corps, sauf à l'endroit du trauma- tisme, où l'on constate souvent une contracture anormale : tel est à peu près le tableau clinique du *schock*, d'ailleurs, en aucune façon, pathognomonique d'une lésion viscérale. C'est, en effet, le résultat très probable d'un certain nombre de fac- teurs parmi lesquels la douleur, l'émotion, l'ébranlement de l'organisme chez certains sujets à système nerveux particu- lièrement sensible, sont à signaler. Parkes et Verneuil en avaient fait un signe d'hémorragie interne ; si nous nous en rapportons aux observations que nous avons mis quelque soin à relever, nous trouvons que l'hémorragie interne a été spécia- lement signalée quatre fois seulement, tandis que le *schock* a été souligné neuf fois.

Douleur. — La douleur, inséparable de tout traumatisme, en tout cas rarement absente dans les plaies qui nous occupent, a habituellement pour siège la zone du traumatisme. Elle ne fait, d'ailleurs, son apparition que quelques heures après que le malade a repris connaissance, et indique franchement le retour à la sensibilité. Souvent la douleur directetement s'irradie vers la région du dos, s'accusant très vive dans un point à peu près diamétralement opposé à l'orifice abdominal de la plaie.

Vomissements. — Les vomissements constituent un symptôme d'une très grande valeur, surtout les vomissements sanglants. Et malgré que sur neuf faits d'hématémèse relevés par Lühe, deux fois l'opération n'ait pas relevé de lésion de l'estomac, mais bien de l'intestin grêle, on peut dire avec M. Reclus que l'hématémèse est un symptôme presque certain de perforation gastrique. Nous l'avons trouvé noté quatorze fois. Les vomissements alimentaires et les vomissements bilieux, d'une bien moindre importance, méritent toutefois qu'on les remarque, surtout s'ils sont associés, comme cela arrive quelquefois, à des hématémèses.

Melœna. — Ce symptôme rarement rencontré dans les perforations stomacales indique surtout des lésions concomitantes du duodénum ou des premières anses de l'intestin grêle. Il n'est rapporté dans aucun de nos cas.

Hoquet. — Le hoquet se rencontre le plus souvent dans les plaies à trajet thoraco-abdominal et indique à peu près sûrement une lésion des ramifications terminales du nerf phrénique et par cela même une plaie du diaphragme. Trois fois nous l'avons vu souligné dans les observations qui suivent.

Signes physiques. — Parmi les signes auxquels on a attribué une valeur réelle dans le diagnostic, il en est deux au sujet desquels les avis sont partagés : *la tympanite* et *la matité.*

Tympanite. — La *tympanite* diffère du *tympanisme* en ce que ce dernier est produit par la distension gazeuse des anses intestinales, tandis que la première provient de l'épanchement de gaz dans la cavité abdominale. Et ce qui permet dès le début de les distinguer, c'est la constatation *dans la tympanite* à une percussion attentive d'une sonorité superficielle dans des régions normalement mates, en particulier dans la région du foie.

Avec Jobert de Lamballe qui, le premier, la signala, Flint et Bryant la considèrent comme un signe presque pathognomonique de plaie intestinale. Vuillet ne lui attribue aucune valeur. Dans un cas personnel, ce signe suffit à M. Jalaguier pour décider la laparotomie, qui confirma son diagnostic.

Matité. — Diversement apprécié, accepté par M. Jalaguier comme un signe de grande valeur, ce symptôme est de moindre importance et l'hémorragie, que pour M. Jalaguier la matité révèlerait, se manifeste par d'autres symptômes plus nets, qui nous permettent de ne pas insister davantage.

Signes de certitude. — Deux signes seulement permettent d'affirmer la perforation de l'estomac: 1° l'issue des aliments par la plaie (aliments solides ou liquides) ; 2° le prolapsus de la portion d'estomac perforée. D'ailleurs, ils coïncident fréquemment, et dans notre statistique nous relevons *d'une part :* six fois l'issue d'aliments et *d'autre part :* une première fois, trois hernies simples de l'estomac, et une deuxième fois, deux hernies simultanées de l'estomac et de l'épiploon. De plus, dans l'observation de Déjardin (de Liège), l'estomac fut trouvé hernié dans la plèvre remplie de matières alimentaires.

Les lésions pleuro-pulmonaires dans les perforations si fréquentes de l'espace de Traube se manifestent principalement par une dyspnée plus ou moins intense qui arrive jusqu'à l'asphyxie lorsqu'un pneumo ou un hémothorax se déclare.

Les blessures du foie, de la rate et des vaisseaux peuvent amener de graves hémorragies internes que nous allons étudier parmi les complications.

Les blessures du rein se manifestent surtout par des hématuries plus ou moins répétées.

Enfin, de toutes les lésions concomitantes, les plus fréquentes sont celles du colon transverse et de l'intestin grêle qui se révèlent par les mêmes symptômes et les mêmes signes que les lésions de l'estomac.

Complications. — Les deux complications les plus redoutables des perforations de l'estomac restent, comme d'ailleurs dans toutes les lésions de l'abdomen et des organes qu'il contient, *l'hémorragie* et *l'infection*.

Hémorragie. — Il ne faut pas, pour se rendre compte d'une hémorragie et se prononcer, s'attarder à attendre l'issue du sang à travers la plaie pariétale. Quelquefois le fait peut se produire, mais il est rare et encore coïncide-t-il, presque toujours alors, avec une blessure de la mammaire interne ou d'une intercostale.

C'est donc l'état général qu'il faut interroger :

« 1° La persistance du choc, la petitesse et la fréquence permanentes et progressives du pouls qui se combinent d'ordinaire avec l'hypothermie, une pâleur étrange, un état d'angoisse, de dépression ou d'excitation délirante, conséquences ordinaires de l'anémie aiguë ;

» 2° Le météorisme progressif du ventre, coexistant avec la tension douloureuse de la paroi abdominale, qui durcit et *se défend* au moindre contact. »

Voilà, pour M. Lejars, les meilleurs signes de l'hémorragie interne et les indications thérapeutiques qui en découlent sont universellement acceptées.

« De plus, lorsqu'il y a désaccord entre la température et le pouls, c'est le pouls qu'il faut croire. »

Infection. — La deuxième complication des perforations de l'estomac, c'est l'infection. Consécutive à l'issue des matières stomacales dans la cavité séreuse, elle dépend évidemment de l'état de vacuité ou de réplétion de l'estomac au moment du traumatisme, et de cet état dépend le pronostic.

C'était d'ailleurs avec l'*hémorragie*, *l'issue immédiate de gaz ou de matières intestinales* par la plaie ou dans le ventre les trois indications, les trois seules indications à la laparotomie, que M. Reclus reconnaissait dans les perforations de l'abdomen. Et M. Berger déclarait à la *Société de Chirurgie*, parlant de la réaction péritonéale : « On trouve toujours un signe révélateur, si minime qu'il soit, et c'est alors qu'on opérera. »

Souvent les lésions évoluent quelque temps sans se manifester encore par un symptôme et quand les accidents éclatent, les lésions locales sont parfois bien accentuées déjà : rougeur péritonéale, vascularisation énorme des anses intestinales, existence de fausses membranes.

Le plus souvent voici ce que l'on observe : ballonnement progressif du ventre, vive douleur d'abord sus-ombilicale et bientôt généralisée ; nausées, vomissements muqueux, biliaires, très abondants et bientôt porracés. Altération des traits, yeux caves, nez effilé, langue sèche, soif extrême, pouls rapide, déclinant, 38°,5, 39°, 40° et plus. Tel est le tableau de la péritonite généralisée.

Parfois l'infection moins accentuée se localise, des adhérences se forment autour du liquide stomacal épanché en petite quantité, le circonscrivant : un abcès se forme *péristomacal* qu'il faut ouvrir. Le tout allant avec une réaction générale moins vive que dans la péritonite généralisée : c'est la *péritonite circonscrite*.

Enfin l'infection partie de l'estomac peut s'étendre (bien rarement d'ailleurs dans les plaies de l'estomac, le contenu de l'estomac étant moins septique que celui de l'intestin, par exemple), et *la septicémie péritonéale* se déclarer avec ses signes locaux réduits au minimum, mais avec un état général que caractérisent surtout l'altération du facies, la teinte terreuse de la face, l'excavation profonde des yeux, un pouls très petit, très rapide, filant, l'hypothermie, enfin une quiétude qui annonce la mort.

CHAPITRE V

PRONOSTIC — TRAITEMENT

Au chapitre précédent nous avons vu que seuls deux signes permettaient d'affirmer *avec certitude* la *perforation* de l'estomac, après la *pénétration* de la paroi abdominale par un instrument tranchant : la *hernie de la partie de l'estomac perforé* et *l'issue par la plaie de gaz ou de matières alimentaires.*

Si nous rappelons que dans le relevé des cinquante-cinq observations que nous publions, nous avons trouvé seulement six fois le premier signe et cinq fois le second, alors que la constatation directe, la laparotomie ou l'autopsie ont permis d'affirmer la perforation dans trente-neuf cas, il est permis de penser que l'on ne saurait exiger l'existence de l'un de ces deux signes de certitude pour poser le diagnostic de perforation stomacale et par cela même leur absence ne doit pas enchaîner définitivement la bonne volonté du chirurgien. Dès lors, le problème se pose autrement et de façon plus nette : un homme vient d'être atteint dans la région épigastrique ou dans celle de l'hypocondre ou dans l'espace de Traube d'un coup de couteau qui a *pénétré*, quelles lésions pouvons nous craindre ? comment, par quel traitement devons-nous y parer ? Nous avons vu au chapitre d'anatomie pathologique qu'aux régions que nous venons de nommer répondait plus particulièrement l'estomac et, sur les cinquante-cinq observations de *pénétration* de cette région que nous rappelons, nous avons pu nous

assurer que trente-neuf fois l'estomac avait été atteint.
D'autre part, nous n'oublions pas que d'autres statistiques de
plaies abdominales par armes blanches ont été faites, très
intéressantes par leurs origines.

En Italie, Sorrentino, sur 75 laparatomies faites à l'hôpital
Pellegrini, de Naples, dans les années 1891, 1892, 1893, pour
plaies pénétrantes par arme blanche, trouve 45 plaies simples.

Potemski, sur 58, en note 36.

Lühe, sur 144 cas de laparotomie pour plaies par armes
blanches, en compte 38 sans lésions intestinales, dont 25 sans
lésions viscérales.

Adler, sur 133 plaies par armes blanches, en cite 32 n'intéressant pas les viscères.

Enfin Vulliet, sur 171 cas de plaies de l'abdomen, par instruments tranchants, qu'il a pu réunir, en trouve une centaine
sans lésions intestinales !

Dès lors, en présence de statistiques si dissemblables, quel
parti prendre ? et peut-on attendre le signe de certitude qui
viendra prouver la perforation ?

Et si nous considérons aussi pour notre part que, sur nos
16 observations de cas guéris par *l'abstention*, 5 fois seulement s'est présenté un signe de certitude, comment estimer
les 11 autres cas où ce signe n'est point venu prouver la perforation ?

Enfin, si nous ajoutons que sur nos 27 cas de guérison par
la laparotomie, 5 fois seulement s'offrit un signe de certitude
et que cependant 20 fois l'opération vint révéler la perforation,
quel enseignement tirer de ces diverses statistiques, en d'autres termes, quelles indications posent-elles ? quel moyen
thérapeutique faut-il opposer aux *pénétrations* de l'épigastre
et de l'hypocondre par un instrument tranchant ?

Une seule indication nous paraît nettement découler de ces

statistiques : rechercher un signe certain de *perforation* toutes les fois qu'il ne s'offre pas naturellement.

Pour cela, plusieurs méthodes ont été préconisées tour à tour et sont abandonnées :

1° *Le sondage* de la plaie pariétale avec un long stylet, recommandé en Angleterre par Mac Cormac, est rejeté par Egan, Sorge, comme dangereux, et par Lühe et Morton, comme incertain et insuffisant. Nous donnons une observation de Terrier (C-X), d'après laquelle ce chirurgien avait, après une pénétration abdominale par instrument tranchant, décidé la laparotomie, pensant sans doute à une perforation interne, sur le seul signe qu'un stylet avait pu être totalement enfoncé dans la plaie pariétale. Aucun autre symptôme n'avait été noté et l'opération ne révéla aucune lésion viscérale ;

2° *La méthode de Senn* qui consistait à insuffler de l'hydrogène par l'une des extrémités du tube digestif pour déceler les perforations de l'estomac ou de l'intestin, a été abandonnée depuis longtemps comme dangereuse et d'application difficile.

3° *Enfin le débridement par le bistouri* pouvant aller jusqu'à la laparotomie exploratrice, qui reste le procédé de choix ; c'est le seul moyen vraiment chirurgical ; mais il ne sera souvent que le premier temps d'une intervention qui aura pour but d'oblitérer une lésion viscérale. C'est dire qu'il ne devra être tenté que dans les conditions d'asepsie, d'outillage et d'assistance identiques à celle de la laparotomie.

En résumé, nous sommes amenés à penser que le traitement de choix dans les perforations de l'estomac (et c'est en général les perforations de la région stomacale que nous désignons ainsi), le traitement de choix, disons-nous, est l'intervention chirurgicale hâtive, toutes les fois qu'elle pourra être entreprise dans les conditions parfaites d'instrumentation, d'expérience chirurgicale et d'assistance.

En dehors de la réunion complète de ces trois conditions indispensables, le traitement médical s'impose. Si toutefois, des signes d'hémorragie interne, que la persistance du schock, un pouls petit et fréquent, une hypothermie marquée viennent révéler, font entrevoir une mort certaine, l'intervention s'impose coûte que coûte, même si l'on est mal outillé et mal aidé : on ne tuera pas le blessé qui est condamné à mort par le fait de son hémorragie; et on pourra quelquefois le sauver.

Enfin, dans les cas de péritonite généralisée, on sera toujours en droit de faire la laparotomie et de drainer.

Traitement médical. — Le traitement médical efficace, lorsqu'on a recours à lui, est celui qu'enseigne M. Reclus. Le malade doit être absolument immobilisé dans le décubitus dorsal, les épaules légèrement soulevées, les cuisses fléchies et soutenues. *La diète doit être absolue.*

Mais il n'est pas aussi facile qu'on pourrait le croire de faire supporter la diète aux malades. Ils réclament à boire et finissent par fléchir leur entourage qui leur fait ingurgiter de la glace. Or, quand on soupçonne une perforation de l'estomac que l'on n'a pu suturer, il faut mettre l'estomac au repos. Et l'on n'y parviendra qu'à la seule condition de ne rien y introduire. Les injections de sérum artificiel, par la voie sous-cutanée ou la voie veineuse, calmeront assez bien la soif, cela permettra au blessé de supporter la diète.

On ne devra également pas administrer d'opium par la voie buccale: des injections de morphine de un quart de centigramme toutes les heures, immobiliseront parfaitement l'intestin et l'estomac.

Enfin on ne devra revenir que très lentement à l'alimentation buccale et l'on pourra continuer quelque temps, si l'état général du malade l'exige, les lavements nutritifs qu'il est bon d'instituer dès le début pour soutenir ses forces (lait, deux jaunes d'œufs, une cuillérée à soupe de poudre de peptone pour un lavement, deux ou trois par jour).

Traitement chirurgical. — Suivant que la perforation sera nettement épigastrique ou siègera vers l'hypocondre, c'est à l'incision médiane ou latérale qu'il faudra avoir recours.

Dans les cas de perforation de l'espace de Traube on se donnera une grande commodité grâce à la résection du rebord gauche des cartilages costaux, suivant la technique proposée par MM. Monod et Vauverts, pour aborder le foie du côté droit et ainsi que le fit M. Auvray, dans le cas que nous citons.

Enfin, dans certains cas, la résection d'une ou plusieurs côtes, la fermeture de la cavité pleurale et l'agrandissement de la plaie diaphragmatique pour lier et réduire l'estomac ou l'épiploon-hernié, comme dans le cas de M. Déjardin, seront nécessaires.

La suture de l'estomac devra se faire à trois plans : un plan de suture muqueux et deux plans séro-séreux de Lembert, par-dessus. Enfin un examen attentif des organes environnants sera prudent. Des injections de sérum artificiel seront de la plus grande efficacité.

OBSERVATIONS

A — Plaies de l'Estomac et de la région stomacale non intervention. — Guérison

Obs. I. — Reclus (*Clinique de l'Hôtel-Dieu*)

Dans la nuit du 20 décembre 1886, on apporta un homme blessé de deux coups de couteau : l'un, superficiel dans le cinquième espace intercostal gauche, l'autre, profond, dans la région épigastrique au-dessous des fausses côtes. Blessé sans connaissance. Plaies oblitérées avec collodion iodoformé. Vomissement de sang pur : donc perforation du tube digestif : Pilule d'extrait thébaïque de 0,05 centigrammes, injections de morphine : 0,02 centigram. Diète absolue. Le lendemain, lait glacé par cuillerées à café de quart d'heure en quart d'heure. Blessé pâle, prostré, très faible. Vive douleur en broche. Ventre plat, souple. Pouls petit, lent, mais régulier. Hoquet. Nouveaux vomissements de sang. Au troisième jour, après accidents provenant de l'emploi des opiacés, on les supprime. Les accidents cessent. Lait glacé et bouillon. Au sixième jour un œuf, deux le lendemain, trois le jour suivant. Au douzième jour, coliques qui cessent après une légère purgation. Trois selles dont les deux premières avec du sang. Au vingtième jour, le malade se lève complètement guéri. Revu quatre mois après : santé parfaite.

Obs. II. — Reclus (*Clinique de l'Hôtel-Dieu*)

27 juin 1887. — Un homme, coup de couteau dans la région de la quatrième articulation chondro-sternale gauche ; plaie

pénétrante dans la région pectorale gauche sur la ligne axillaire. Enfin, autre coup de couteau dans la région épigastrique
à 2 centimètres au-dessous du rebord des fausses côtes gauches. Hémorragie abondante par cette plaie : on diagnostique
une perforation de l'estomac. Pouls faible, rapide, dyspnée.
Compression par bandage de corps et ouate. Extrait thébaïque
et morphine, petits blocs de glace. Dyspnée disparaît, pouls
se relève. Les jours suivants on ajoute lait, bouillon, vin, par
cuillerées à café tous les quarts d'heure. Le malade se plaint
de vives douleurs dans le dos. On découvre lame de couteau
de 8 centimètres au niveau du bord externe de l'omoplate
droite avec abcès et fracture de côte.

Peu à peu le malade est nourri. Selles spontanées sans traces
de sang. Un mois après, guérison complète.

OBS. III. — HÉVIN (*Mém i es de l'Académie royale de Chir.*, *t.* 1ᵉʳ, *p.* 591)

Coup de couteau au milieu de l'épigastre sur la ligne blanche.
Hernie de l'épiploon et de l'estomac perforé permettant aisément l'introduction du doigt. Les liquides pris sortaient par
cette ouverture. Essai de suture et de réduction. Les sutures
cèdent. La compression provoque de la dyspnée. Guérison
abandonnée aux soins de la nature. Pansements simples.
Réduction naturelle. Cicatrisation et guérison au bout de deux
mois.

OBS. IV. — COGHLAN (*Mémoires de l'Académie royale de Chir.*, *t.* 1)

Homme, coup d'épée à l'épigastre au dessous et à côté du
cartilage xyphoïde. Vomissements répétés de sang mêlé d'aliments et de bière. Sueurs, horripilations, frissons. Extrémités
froides ; pouls convulsif, imperceptible. Alun à l'intérieur
contre l'hémorragie. Garde-robes normales. Diète absolue.

Accidents disparaissent peu à peu. Guérison au dix-septième jour.

Obs. V. — D. J. Larrey (*Clinique Chir. T. II, p. 370*)

Plaie de sabre entre septième et huitième côte. Douleur, vomissements sanguins, issue de liquides et d'aliments par la plaie. Poumon lésé, diaphragme coupé, estomac perforé. Rafraîchissements, saignées, diète prolongée, lavements émollients. Guérison.

Obs. VI. — Larrey (*Ibidem*)

Coup de sabre au bas-ventre, à deux travers de doigts au-dessus de l'ombilic au côté droit de la ligne blanche. Hernie de l'épiploon. Blessé pâle, angoissé; nausées, hoquet, soif ardente, vive douleur, anxiété extrême. Pouls petit, misérable. Voix éteinte, extrémités froides. Vomissements bilieux, mêlés de caillots sanguins, puis de sang épais et noirâtre ; coliques violentes et évacuations alvines abondantes de même nature. Peu à peu cicatrisation et guérison après trente-cinq jours. Convalescence longue. Larrey pense à une perforation de l'estomac.

Obs. VII. — (In Th. Bailly de Hasly. *The Stetoscope,* 1851, vol. I, p. 660)

Un enfant nègre de six ans tombe sur des ciseaux qui pénètrent, en rasant le bord gauche du sternum. Plaie de la paroi antérieure de trois pouces. Issue de tout l'estomac par la plaie. Estomac ouvert. Sutures. Guérison.

Obs. VIII. — Berger (*Bulletin de la Soc. de chir.*, janvier 1895)

Homme. Vingt-neuf ans. Coup de couteau à l'hypocondre gauche, à 5 centimètres de la ligne médiane. La plaie laisse

écouler beaucoup de sang. Abdomen très sensible. Tympanisme dans la fosse iliaque gauche. Un vomissement alimentaire. Guérison, malgré pleurésie gauche, après diète absolue.

OBS. IX.   GUICHEMERRE (*Archives de méd. et de pharm. milit.*, t. XXVII,
p. 325, 1896)

Homme. Coup de sabre. Hypocondre gauche, 2 centimètres
au-dessus du bord et 6 centimètres à droite de l'ombilic. État
général bon. Un peu de ballonnement. Guérison.

OBS. X. — RICARD (*Gaz. des hôpitaux*, 1891)

Homme de vingt-sept ans. Coup de couteau. Vu demi-heure
après. Hypocondre gauche. Hernie épiploïque à travers la
cavité thoracique. Résection de l'épiploon. Pas d'exploration.
Guérison.

OBS. XI. — J. WOLFINS (*Chir. médicale*, obs. XXVII, p. 88)

Étudiant. Coup d'épée région épigastrique à deux travers
de doigt du cartilage de la sixième côte, Blessure du foie, de
l'estomac, du rein gauche. Hémorragie abondante par la plaie.

Vomissements alimentaires, puis sanglants. Selles sanglantes.
Hématémèse. Guérison.

OBS. XII. — DUBUCLET (In *Th. de Bossuet*, 1874)

Homme de vingt et un ans. Coup de couteau dans la région
épigastrique. Le malade venant de manger. Vomissements
sanguins au deuxième jour, ventre tendu et douloureux. Guérison.

Obs. XIII. — Bruch (*Alger médical*, 1897, p. 364)

Homme. Plaie par instrument tranchant à la partie inférieure du sternum. Une deuxième plaie sur la ligne axillaire
à deux doigts du rebord costal gauche. Hématémèse abondante. Guérison.

Obs. XIV. — Desprès (*Bull. Soc. chir.*, 1888) (Reclus et Noguès)

Homme de vingt-quatre ans, coup de couteau dans la région
épigastrique. Hématémèse de sang rutilant. Guérison.

Obs. XV. — Dennis (*Revue de Hayem*, 1886, t. XI, p. 291)

Homme, coup de couteau de boucher dans le septième
espace intercostal gauche.. Hématémèse abondante. Guérison.

Obs. XVI. — Loubet (*Traité des plaies à feu*, p. 221)

En 1736, officier garnison de Verdun, reçoit coup d'épée
qui perfora estomac dans sa partie moyenne. Issue des aliments. Extrémités refroidies. Émétique pour vider l'estomac (? !), quinze saignées (! !). Lavements alimentaires. Pas
de boisson. Guérison complète.

B. — Plaies de l'Estomac. — Non-Intervention. — Mort.

Obs. I. — Vieusse (*Mém. de Méd. Milit.* 1879, p. 196)

Homme. Coup de couteau sous le sein gauche. Issue d'épiploon. Péritonite. Mort.

Autopsie. — Plaie du diaphrame. Perforation de la face
postérieure de l'estomac.

Obs. II. — Darget (in *Reclus et Noguès*)

Homme de 26 ans. Couteau de 10 centimètres. Plaie à la hauteur de la huitième côte, sur la ligne mamelonnaire. Péritonite. Mort au quarante et unième jour.

Autopsie médico légale. — Congestion pulmonaire. Collection purulente entre la paroi et la face antérieure de l'estomac qui est perforé.

Obs. III. — Arcelaschi (*Il Morgagni*, Mai 1892)

Homme. Couteau. Sans symptômes. Mort 26 heures après
Autopsie. — Lésion de l'estomac.

Obs. IV. — Klemm, (*Samml. kl. Vortz. von Volkmann*, 1896)

Couteau. Sous l'arc costal gauche. Le malade refuse l'opération. Le lendemain il s'écoule de la bière par la plaie. Au troisième jour, péritonite et mort.

Autopsie. — Péritonite septique. Perforation de 6 millimètres dans la paroi antérieure de l'estomac.

C. — Plaies de l'Estomac et de la région stomacale

INTERVENTION. — GUÉRISON

Obs. I. — E. Vincent, (*Revue de Chirurgie*, juillet 1901)

Plaie de la région sterno-épigastrique. Perforation de l'estomac par chute sur une pointe de couteau. Débridement. Suture de l'estomac. Guérison.

Le 20 février 1898, à sept heures du soir, M. Vincent est appelé à la Charité auprès d'un enfant de deux ans et dix mois qui, quelques heures auparavant avait fait une chute sur un cou-

teau de cuisine. A l'examen le petit blessé paraît peu dépri-
mé, assez calme, sans réaction péritonéale. Plaie sur le côté
gauche du sternum à la hauteur du cartilage de la cinquième
côte, on ne croit pas à une perforation viscérale, on se contente de maintenir de la glace toute la nuit sur la région.

21 février. Le lendemain, à la visite, on trouve le pansement imbibé d'aliments liquides. Diagnostic d'une perforation de l'estomac avec trajet sous la paroi abdominale remon-
tant de l'estomac à la hauteur de la cinquième côte. Cela
sans lésion du diaphragme, ni du péricarde, ni du foie, car
il n'y a aucun trouble ni péricardique, ni pleural, et l'absence
d'hèmorragie et de bile plaide pour l'intégrité du foie.

On décide de prévenir toute complication péritonéale en
empêchant les aliments d'inonder le péritoine. Incision cutanée sur sonde cannelée introduite dans le trajet. On tombe sur
une poche qui suit le bord des sixième, septième, huitième
côtes et contient des aliments solides et liquides. Cette poche
repose sur la face antérieure de l'estomac qui présente une
large perforation. Adhérences : seul l'estomac est perforé
puisqu'il n'y a point de complications péritonéales. Malgré
les adhérences, mais vu l'âge du bébé, duquel on ne pouvait
par la suite exiger une immobilité nécessaire, il fallait procé-
der à la fermeture de l'orifice de perforation. Il y est procédé
par une suture en bourse. Des points à la soie fixent la paroi
stomacale à la paroi abdominale. La plaie cutanée est laissée
ouverte Tamponnement à la Mickulicz. Diète absolue. Après
opération, vomissements. Depuis son entrée à la Charité l'enfant n'a pas uriné et n'a pas eu de selle. Somnolence marquée. Pouls très rapide, 160. Convulsions. Glace maintenue.
Calme revient peu à peu.

Le 23 février, fièvre tombée. Pouls bon. Nourriture liquide.
Pansement enlevé. Tout va bien.

10 mars. — Anesthésie pour poser trois fils métalliques sur
plaie cutanée restée ouverte.

Le 19, fils enlevés. Cicatrisation complète.

Le petit opéré rentre dans sa famille.

9 février 1901. — Trois ans après, le père écrit que l'enfant se porte parfaitement bien et qu'il ne s'est jamais ressenti de son terrible accident.

OBS. II. — AUVRAY (*Congrès de chirurgie*, 1899)

Plaie pénétrante de l'espace de Traube. Plaie de l'estomac
par coup de couteau. Guérison.

Enfant de quinze ans, ayant reçu, dans une rixe, un coup de couteau à lame étroite et allongée dans la région qui corres-pond à l'espace de Traube. Le couteau a pénétré au niveau du septième espace intercostal gauche, en dehors de la ligne mamelonnaire. La blessure a été faite à deux heures du matin. Il est examiné à la visite du matin, sept heures après l'acci-dent. Le blessé se plaint d'avoir reçu dans l'abdomen des coups de pied au cours de la lutte. Il n'en porte pas de traces. Toutefois, la paroi est manifestement en contracture et mal-gré l'absence de vomissement sanglant, on songe à une lésion viscérale et on pose l'indication de la laparotomie. Elle est pratiquée.

Incision médiane de l'ombilic au pubis. Rien d'anormal sur l'intestin grêle ; pas davantage sur le gros intestin. Incision prolongée jusqu'à l'appendice xiphoïde pour explorer l'estomac et le foie. En abaissant l'estomac, on perçoit un bruit de gargouillement et des gaz s'échappant de la cavité abdominale. Sur la face antérieure et sur un point assez élevé, perforation déchiquetée, petite, à travers laquelle la muqueuse fait hernie. Pas trace d'hémorragie. Il s'échappe un mélange pâteux d'aliments et de vin. On éponge soigneusement. Deux plans de suture oblitèrent l'orifice. L'épiploon gastro-colique est t ouvert pour permettre l'exploration de l'arrière-cavité des épiploons et de la face postérieure de l'estomac. Rien d'anormal. Suture de l'épiploon. Toilette générale des viscères. Tamponnement à la Mickulicz. Suture en un temps de la paroi abdominale. Durée de l'opération, une heure.

Le lendemain, pneumothorax consécutif à la perforation intercostale qui mesurait $0^m,02$ à $0^m,03$. Dans le but de ne pas le remuer, le malade n'est pas ausculté en arrière. Aucun signe du côté du poumon n'avait été constaté. Aucun traitement n'est institué contre le pneumothorax. L'air se résorbe tout seul et a disparu quand le malade quitte l'hôpital. La diète avait été maintenue absolue pendant trois jours après l'opération. Le troisième jour, le tamponnement fut enlevé.

Un drain plus petit substitué au premier. L'orifice se ferma peu à peu. L'enfant sortit guéri un mois après l'opération.

Obs. III. — Monod (*Bull. de la Soc. chir.*, 1888, p. 355)

Homme. Coup de couteau à l'épigastre. Issue de l'estomac et de l'épiploon. Pas d'autres lésions. Débridement. Réduction. Suture. Guérison.

Obs. IV. — Martineau (*Revue de chir.*, 1886, p. 395)

Homme de trente ans. Coup de couteau à l'épigastre. Hernie épiploïque. Ligation. Réduction. Suture. Guérison.

Obs. V. — Tillaux (*Gaz. des hôp.*, 1876)

Homme de trente quatre ans. S'ouvre, avec un instrument de sellier, l'abdomen, de l'épigastre à l'ombilic. Issue de l'estomac, de l'intestin et de l'épiploon. Réduction. Suture. Guérison.

Obs. VI. — Furgiuele (*Rif. Méd.* 1893, I, p. 313)

Homme 23 ans ; coup de couteau à l'épigastre. Laparotomie, pas de lésions viscérales. Guérison.

Obs. VII. — Gulotta (*Rif. Méd.* XI, II, p. 171, 1895)

Homme 27 ans. Coup de couteau à l'épigastre. Epiploon
prolabé. Laparotomie. Rien. Guérison.

Obs. VIII. — Héaton (*Brit. méd. Journ.* Avril 1891)

Homme 16 ans. Coup de couteau. Côté gauche entre huitième et neuvième côtes, plaie de 1 c. 1/2 de long. Prol. épiploon. Collapsus. Incision verticale au-lessous du rebord
costal. Résection de l'épiploon. Blessure superficielle de l'estomac, Suture de la plaie du diaphragme. Guérison.

Obs. IX. — Michel Wassilief (*Rev. de Chir.* 1891, p. 1006)

Homme 63 ans. Plaie à l'épigastre de $0^m,015$ de long. Issue
d'épiploon. Autres organes intacts. Débridement. Vaisseau
qui saigne. Ligature. Suture. Guérison.

Obs. X. — Terrier (*Bull. Soc. Chir,* t. XVII p. 530)

Coup de couteau hypocondre gauche à deux travers de
doigts du rebord des fausses côtes permettant l'introduction
totale d'un stylet. Aucun symptôme d'hémorragie, de péritonite, de lésions viscérales. Laparotomie. Aucune lésion
viscérale. Suture de la paroi. Guérison.

Obs. XI. — Marocchi (*Gaz. deg. Ospit.* XIII, 68. 1889)

Homme 19 ans. Couteau, trois coups. Plaie 8 c. Rebord

costal gauche. Prolapsus de l'épiploon. Hémorragie. Agrandissement. Aucune lésion. Réduction. Suture. Guérison.

Obs. XII. — Mesini (*Lo Sperimentale* 1892, XLII, p. 386)

Homme 38 ans. Couteau Shock. Région épig. g. sous rebord
costal. Pouls cent. Pas de vomissements. Mat. alim. par la
plaie. Laparotomie. Deux plaies de l'estomac près la petite
courbure. Rameau inf. de la coronaire stomachique blessé.
Opération une heure après. Guérison.

Obs. XIII. — Mesini (*Ibidem*)

Homme 26 ans. Couteau. Une plaie près crête iliaque gauche
1 à 2 c. de l'ombilic et à gauche. Pas de signes de lésions
viscérales, anémie grave. La seconde plaie, seule pénétrante.
Laparotomie. Perforation de l'estomac, pas de contenu dans
l'abdomen, ni plaie intestinale. Opération peu d'heures après
l'accident. Guérison.

Obs. XIV. — G. Nini (*Rif. Méd.* X, 1894)

Homme 30 ans. Couteau. Plaie dans le septième espace intercostal, ligne axillaire antérieure, long. 3 c., pénétrante.
Douleurs abdominales. Thoraco-laparotomie. Résection troisième côte, 10 c. Perforation face postérieure de l'estomac.
Suture du diaphragme. Guérison.

Obs. XV. — Reboul (*Bull. Soc. Chir.* 30 Janv. 1895)

Homme quarante-quatre ans. Tranchet. Région épigastrique. Etat bon. Laparotomie latérale. Pas de lésion.

OBS. XVI. — REPETTO (*Anale del circulo méd. argentino*, 1898)

Homme trente-trois ans. Couteau. Sous les côtes à gauche, ligne parasternale. Une heure après vomissements sang et mat. alimentaires. Pouls petit. Laparotomie latérale. Plaie de l'estomac paroi ant. Pas de mat. alimentaires dans l'abdomen. Suture. Guérison.

OBS. XVII. — SORGE (*Rif. Méd.*, t. XI, p. 71, 1895)

Homme, dix-huit ans. Couteau. Flanc gauche. 4 cm., pénét. Laparotomie. Plaie de l'estomac, blessure de la gastro-épiploïque. Suture. Guérison.

OBS. XVIII. — SORGE (*Ibidem*)

Homme, soixante-sept ans. Couteau. Hypocondre gauche 1 cm. 1/2 de long., profonde. Lap. Plaie de l'estomac. Blessure du foie. Sutures. Guérison.

OBS. XIX. — W. SZTEYNER (*Archiv. f. klin. chir.*, 1896)

Homme, vingt-six ans. Débris de siphon. Côté gauche, 1 doigt au-dessous du rebord costal. Vomissements. Laparotomie. Une plaie paroi ant. estomac. Suture. Toilette. Guérison.

OBS. XX. — TURETTA (*Rif. Méd.*, 30 oct. 1895)

Homme, vingt-quatre ans. Couteau 8me espace intercostal gauche; les mat. alimentaires sortent, à chaque respiration, par la plaie. Résection de la 9me côte. Plaie de la face postérieure de l'estomac au niveau de la grande courbure. Laparotomie de contrôle et toilette. Pas de mat. alimentaires dans l'abdomen. Guérison.

OBS. XXI. — AMANTI (*Rif. méd.*, juin 1893)

Homme. Couteau, 10 coups. Plaie sur la ligne axillaire médiane, à travers le 8me espace intercostal droit. Épiploon prolabé, avec une anse intestinale. Résection de la 8me côte. (8-10 cm.) Abdomen plein de mat. stomacales, plaie de la paroi post. de l'estomac Suture. Toilette. Guérison.

OBS. XXII. — PERCY (*Bull. de la Faculté et de la Soc. de méd.*, t. V, p. 386), in Th. Saint-Laurent, 1888

Enfant, douze ans. Tombe d'un arbre sur branche aubépine taillée en biseau de 5 cent. de circonférence. Plaie estomac de 4 cm. Hernie de l'estomac à travers la plaie. Hoquet, vomissements, extrémités froides. Suture de l'estomac aux lèvres de la plaie. Diète. Guérison.

OBS. XXIII. — Ch. BALL (*Dublin, Journ. of. méd. sciences*, 1888, t. I, p. 357)

Enfant, quinze ans. S'enfonce couteau entre ombilic et appendice xyphoïde. Hématémèse. Collapsus. Laparotomie méd. Plaie de la grande courbure. Épanchement stercoral. Guérison.

OBS. — XXIV. — KŒSTNER (in *Th. de Bailly*, 1880)

Jeune fille, dix ans. Coup de couteau à l'épigastre. Hernie estomac perforé. Lap. Guérison après suture à la paroi.

Obs. XXV. — C. Jones (*New York méd*, 1888, p. 516)

Homme, dix-neuf ans. Couteau à l'épigastre. Issue épiploon et mat. alimentaires. Plaie cutanée élargie. Suture plaie estomac. Guérison.

Obs. XXVI. — Bull (*Acad. Roy. Irlande*, 9 décembre 1887)

Homme, quinze ans. Coup de ciseau de menuisier, entre appendice xyphoïde et ombilic. Hématémèse. Collapsus. Laparotomie. Sang inondant péritoine. Plaie estomac. Ligature grosse veine. Guérison.

Obs. XXVII. — R. Le Fur (*Presse Médicale*, 13 mai 1899)

Homme, dix-huit ans. Couteau à l'épigastre. Écoulement de sang Syncope. Entre à la Pitié, salle Michon, service de M. Berger. Pansement. Vomissements de sang noir. Pendant quatre jours, état bon : diète absolue. Sur les réclamations du malade on donne un bouillon le 4me jour. Nausées. Hématémèse abondante. Malade très bas. Le Fur pratique la laparotomie. Estomac distendu perforé face antérieure avec section d'artère qui est liée. Suture. Drainage. Diète absolue. Sérum. Alimentation rectale. Guérison.

D. — Plaies de l'estomac. — Intervention. Mort.

Obs. I. — Déjardin (*Journal de Chirurgie et Annales de la Société Belge de Chirurgie*, janvier 1902.

Plaie pénétrante thoraco-abdominale. Hernie de l'estomac dans la plèvre. Plaie de l'estomac. Pleurotomie et laparotomie. Mort

Enfant de neuf ans, entré dans le service de Déjardin, à Liège, le 8 décembre 1901, à huit heures du soir. En courant est tombé sur une bouteille qu'il portait. La bouteille se brise et le tesson pénètre dans la poitrine, à gauche, après avoir déchiré les vêtements. Est porté immédiatement à l'hôpital. Aspect inquiétant. Facies livide, bleuâtre ; anxiété ; dyspnée intense ; pouls fréquent, petit. A deux centimètres en dehors du mamelon gauche, sur une ligne horizontale, plaie entre les deux côtes, de trois centimètres, laissant sortir frange épiploïque. Donc perforation abdominale et plaie diaphragmatique. Percussion reconnaît, à gauche, pneumo-thorax. Chloroforme.

Agrandissement aux ciseaux de l'ouverture pariétale. Volet costo-pariétal. Ecoulement des matières alimentaires de la plèvre, constituant les matériaux d'une soupe. Donc perfora-tion de l'estomac. Détergé plèvre. Pas d'écoulement sanguin. Epiploon et partie d'estomac dont on voit perforation herniée dans la plèvre à travers une plaie linéaire du diaphragme. Perforation stomacale mesure trois centimètres et demi : plaie nette comme par couteau. Résection de l'épiploon ; capuchon de gaze sur la plaie stomacale. Poumon intact. Compresse chaude sur la plaie thoracique et laparotomie sus-ombilicale.

L'estomac est attiré dans le ventre, puis au dehors et suturé. Refermé plaie avec drain et mèche au voisinage de la suture qui siège sur la face supéro-antérieure du cardia. Suture de la plaie diaphragmatique au travers de la plaie thoracique. La plèvre est lavée à l'eau salée. On ferme la paroi thoracique en laissant deux gros drains.

Injection de liquide physiologique ; caféine ; huile camphrée. L'enfant succombe le lendemain par asphyxie.

OBS. II. — BROCA (*Bulletin Soc. chir.*, t. XVII)

Homme, quarante-cinq ans. Couteau à l'épigastre. Pâleur extrême. Pouls insaisissable. Laparotomie. Suture de deux plaies de l'estomac et d'une plaie du foie. Mort dix heures après avec symptômes d'hémorragie interne.

Autopsie. — Foie transpercé de part en part. Plaie méconnue du foie

OBS. III. — GULOTTA (*Rif. Méd.*, XI, II, p. 171, 1895)

Homme, vingt-huit ans. Couteau. Région supérieure du mésogastre. Laparotomie. Blessure de l'estomac (0^m,008) au niveau de la grande courbure. Suture. Toilette. Mort cinquante-six heures après.

Autopsie. — Plaie de la paroi post. méconnue.

OBS. IV. — REPETTO (*Anale del circulo med. argentino*, 1893)

Homme 27 ans. Couteau. Plaie 4 travers de doigt au-dessus de l'ombilic. Vomissement alim. Epiploon prolabé. Signes d'hémorragie interne. Laparotomie. Deux plaies mésentère. Pas de plaie intestinale. Mort quarante heures après.

Autopsie . — Deux plaies estomac. Pas de péritonite marquée.

OBS. V. — VIRDIA. (*Rif. Méd. XI. Nov.* 1895)

Homme, trente-neuf ans. Couteau. Hypocondre droit. Longueur 2 centimètres. Plaie du foie. Mort.

Autopsie. — Péritonite. Perforation de l'estomac méconnue.

OBS. VI. — J. H. PARKINSON (*Sacram. méd. Times* 1897)

Femme, opérée deux heures après traumatisme. Vomissements sanguins répétés. Laparotomie. Blessure étendue de la paroi postérieure de l'estomac. Hémorragie profonde dont l'origine ne peut être décelée. — Mort en quinze heures.

Autopsie. — Perforation de la veine rénale gauche.

Obs. VII. — Wünderlich (*New-York méd.* 1887)

Homme, dix-neuf ans, Opéré six heures après. Perforation intestin et face antérieure de l'estomac. Suture de Lembert. Mort en une heure.

Autopsie. — Blessures en bon état.

Obs. VIII. — J. M. Fox (*in T. G. Morton. J. Am. méd. assoc.* 1890)

Homme, dix-neuf ans. Opéré deux heures après. Choc intense. Hémorragie profonde de l'estomac. Suture. Hemostase. Le lendemain péritonite. Deuxième laparotomie. Injection. Mort en trente-trois heures.

Autopsie. — Blessure du foie. Péritonite.

En résumé, les cinquante-cinq observations de plaies (de l'estomac et de la région stomacale par instruments tranchants) que nous rapportons, se répartissent ainsi qu'il suit :

Cas traités par l'abstention : *Guérison* — 16
— — — : *Mort* — 4
Cas traités par l'intervention : *Guérison* — 27
— — — : *Mort* — 8

CONCLUSIONS

1. — Les plaies de l'estomac sont plus rares que les plaies de l'intestin grêle.

2. — Il n'existe que deux signes de certitude de perforation de l'estomac dans les plaies de la région stomacale par instruments tranchants :

1° L'issue de matières alimentaires par la plaie ;

2° La hernie de l'organe blessé.

3. — L'hémorragie interne est un signe de présomption.

4. — L'incision exploratrice est un bon moyen de suppléer à l'absence d'un signe de certitude dans le diagnostic.

5. — Le traitement de choix est l'intervention chirurgicale hâtive qui exige cependant pour être efficace une expérience incontestable, un matériel irréprochable, une assistance éclairée.

6. — A défaut de la réalisation complète de cette triple condition le traitement médical s'impose.

7. — Le traitement médical institué par M. Reclus est le meilleur, il doit être rigoureusement appliqué.

8. — En présence d'une hémorragie interne ou d'une péri

tonite généralisée, une intervention chirurgicale pouvant seule conjurer les accidents est seule admissible.

9. — Appelé vingt-quatre ou quarante-huit heures après le traumatisme, le chirurgien doit se tenir dans l'abstention, si rien d'anormal n'apparaît et suivre attentivement la marche des évènements.

BIBLIOGRAPHIE

SAINT-LAURENT. — Traitement des perforations de l'estomac et de l'intestin. (Thèse de Paris, 1887-88).

ESTOR. — Des plaies pénétrantes de l'intestin grêle. (Gazette hebdomadaire de Montpellier, 1889, p. 169, 189.)

BATTREAU. — Contribution à l'étude des plaies de l'estomac. (Thèse de Paris, 1898-99.)

LAFARGUE. — Des plaies thoraciques compliquées de pénétration abdominale et plus particulièrement des plaies de l'espace de Traube. (Thèse de Paris, 1899.)

FONT-RÉAULX. — De la conduite à tenir dans les plaies thoraco-abdominales, voie transpleurale. (Thèse de Paris, 1900-1901.)

PINATEL. — Des lésions de l'estomac consécutives au traumatisme par contusion. (Thèse de Paris, 1900-1901.)

RECLUS et NOGUÈS. — Revue de chirurgie, 1890, p. 89.

LE FUR. — Presse médicale, 13 mai 1899.

JALAGUIER. — Bulletin de la Société de chirurgie, 1889, p. 739.

RECLUS. — Bulletin de la Société de chirurgie (Rapport), 1890, p. 447.

BERGER. — Bulletin de la Société de chirurgie, 1891, p. 575.

DEMOULIN. — Bulletin de la Société de chirurgie, 1900, p. 273.

Lucien PICQUÉ. — Bulletin de la Société de chirurgie, 1900, p. 1118.

DÉJARDIN. — Journal de chirurgie et Annales de la Société belge de chirurgie. (Décembre 1901, janvier 1902.)

AUVRAY. — Congrès français de chirurgie, 1899, p. 341.

MONOD et VAUVERTS. — Revue de gynécologie, juin 1897.

VINCENT. — Revue de chirurgie, juillet 1901.

BERGER. — Bulletin de la Soc. de chir., 1895, 30 janvier, p. 85.

VULLIET (Henri). — Des plaies pénétrantes de l'abdomen. (Thèse de Lausanne, 1897.)

ADLER (A.). — Thèse de Paris, 1892.

PEYROT. — Bull. de la Soc. de chir., 27 nov. 1895.

REBOUL. — Rev. de chirurgie, 10 nov. 1896.

WASSILIEF. — Rev. de chirurgie, XI, II, p. 1006.

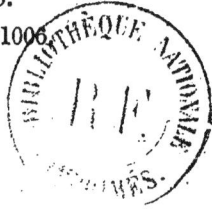

SERMENT

—

En présence des Maîtres de cette Ecole, de mes chers condisciples et devant l'effigie d'Hippocrate, je promets et je jure, au nom de l'Être suprême, d'être fidèle aux lois de l'honneur et de la probité dans l'exercice de la médecine. Je donnerai mes soins gratuits à l'indigent, et n'exigerai jamais un salaire au-dessus de mon travail. Admis dans l'intérieur des maisons, mes yeux ne verront pas ce qui s'y passe, ma langue taira les secrets qui me seront confiés, et mon état ne servira pas à corrompre les mœurs ni à favoriser le crime. Respectueux et reconnaissant envers mes Maîtres, je rendrai à leurs enfants l'instruction que j'ai reçue de leurs pères.

Que les hommes m'accordent leur estime, si je suis fidèle à mes promesses! Que je sois couvert d'opprobre et méprisé de mes confrères, si j'y manque.

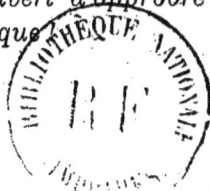

—

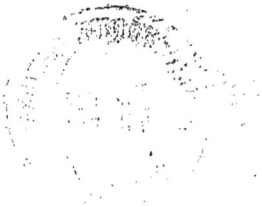

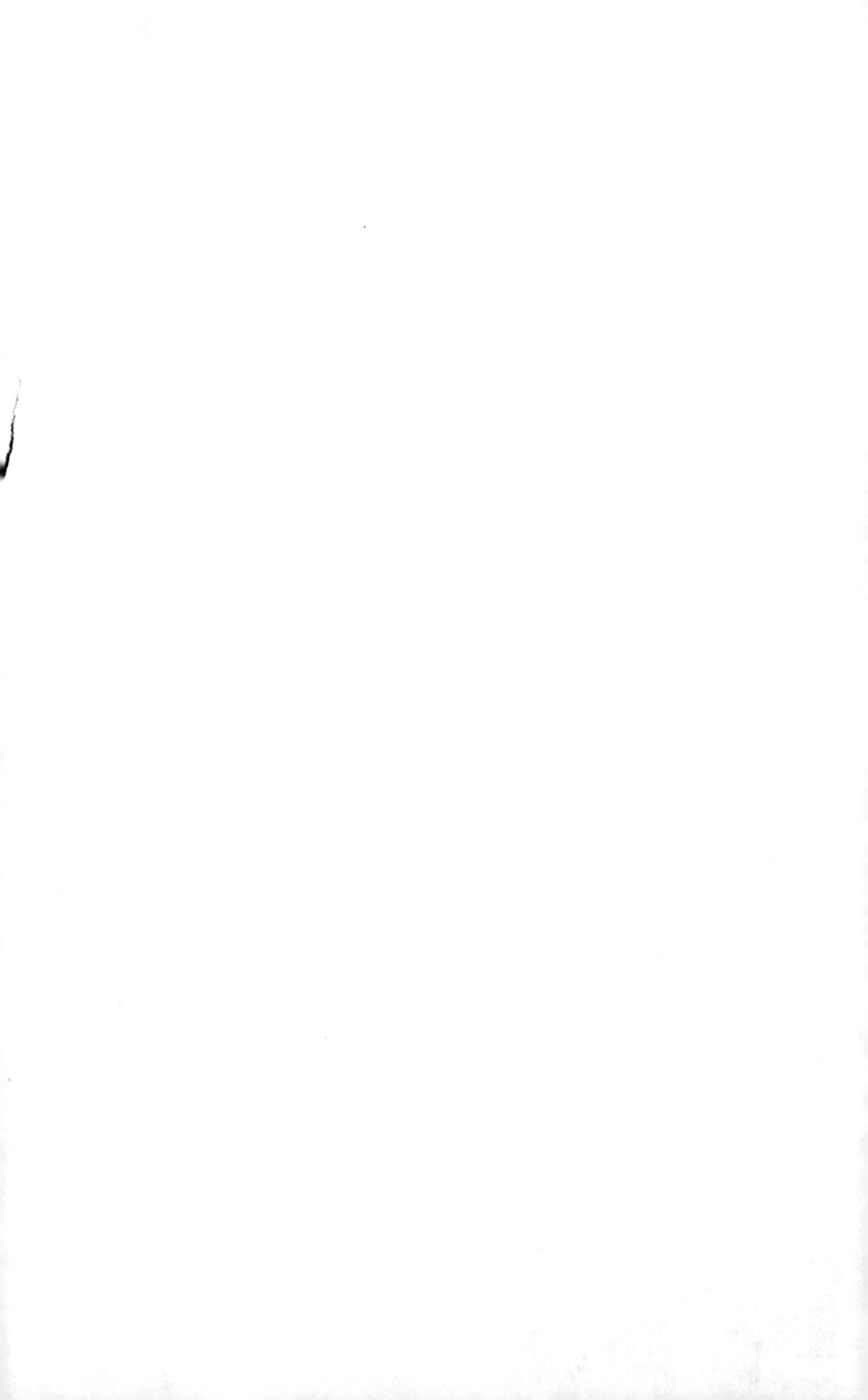

www.ingramcontent.com/pod-product-compliance
Lightning Source LLC
Chambersburg PA
CBHW050543210326
41520CB00012B/2690